Pidocchi nel bambino

un problema molto comune a scuola.....ma eliminarli è facile

Vincenzo Stile

medico pediatra

ISBN-13: 9781980590859
ASIN : B01N4LFX95

INDICE

Cosa sono i pidocchi
e le loro uova (lendini)

I pidocchi rappresentano un problema molto comune tra i 3 e i 10 anni, cioè durante l'età della scuola materna e della scuola elementare, perché i bambini non mantengono le adeguate distanze tra loro, giocano gli uni molto vicini agli altri e, quindi, possono contagiarsi col contatto diretto.

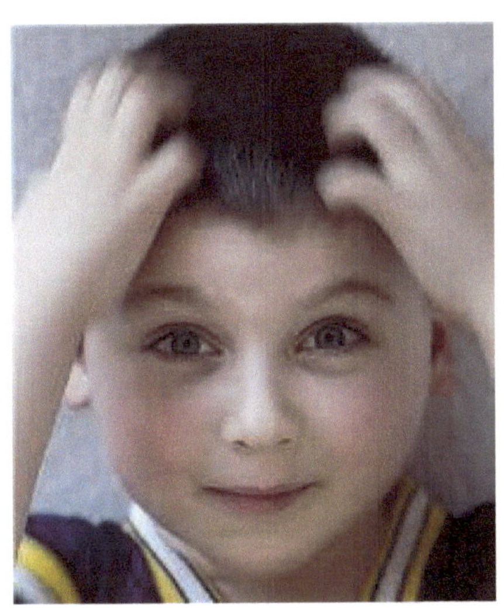

I pidocchi sono degli'insetti che accompagnano l'uomo da quando esiste il mondo. Essi vivono tra i capelli e si nutrono del sangue di chi li ospita, sono detti perciò ematofagi.

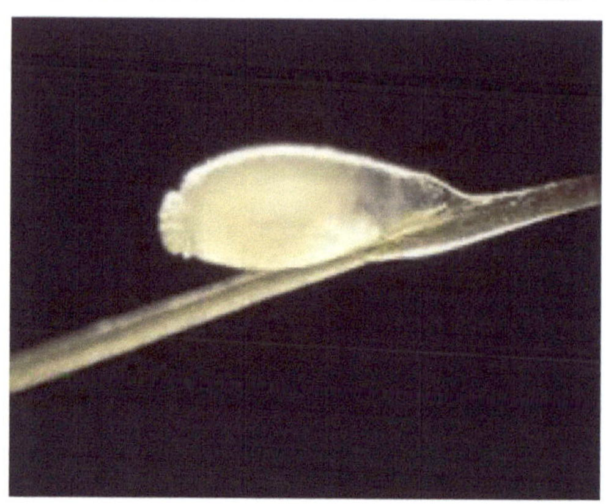

una lendine

Le lendini sono le uova, che i pidocchi depongono vicino alla radice del capello e sono attaccate ad esso.

Esse si dischiudono 8-10 giorni dopo che sono state deposte, e da esse fuoriesce un nuovo pidocchio. Due settimane dopo la sua nascita, il pidocchio è adulto e depone nuove uova.

Come si diffondono i pidocchi?

I prodotti sono insetti, e si muovono per cercare nuovi territori da conquistare continuamente. Essi non volano, come alcuni dicono, ma si ti diffondono da un bambino all'altro attraverso il contatto tra i capelli, quando i bambini stanno vicini testa a testa.

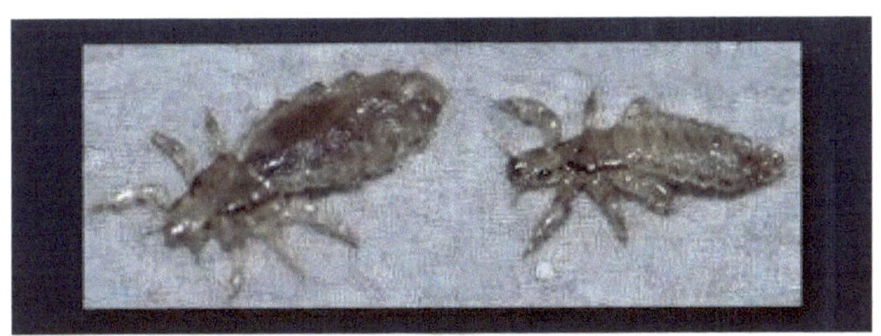

pidocchi

Non è una questione di igiene ma è un'infestazione, infatti essi riescono a sopravvivere, senza morire, al lavaggio quotidiano della testa del bambino.

Come si eliminano i pidocchi dalla testa del bambino?

Tradizionalmente si sono usati negli anni passati prodotti contenenti **permetrina**.

La permetrina è un insetticida, e **non è del tutto innocua**. Infatti essa è tossica a dosi elevate. Inoltre i pidocchi e le loro uova stanno diventando sempre più resistenti ad essa, per cui i prodotti che la contengono, per essere efficaci, hanno dovuto aumentarne la concentrazione contenendo sempre più permetrina. Ovviamente noi non ne possiamo usare molta senza causare problemi al bambino, perché essa, come ho detto prima, è tossica cioè nociva a dosi elevate.

Bisogna tener presente che ci sono persone a cui fa tanto paura il problema dei pidocchi, le quali lavano la testa del bambino periodicamente con shampoo contenenti permetrina. Questo modo di comportarsi non è corretto, infatti la permetrina è un pesticida, con effetti secondari che dipendono dalla frequenza e dalla dose che somministriamo al bambino.

A questo punto la prima raccomandazione è quella di **evitare di non usare prodotti a base di permetrina.**

Fortunatamente **adesso sono in commercio prodotti che agiscono con meccanismo fisico** e non con meccanismo chimico. Per questo motivo essi non sono tossici per il bambino. Infatti permettono la morte dei pidocchi per disidratazione, e non procurano alcun danno al bambino.

Questi prodotti sono a base di **ciclometicone**, **dimeticone e sostanze oleose** (Full Marks soluzione spray, Ducray Itax lozione, Hedrin rapido,Paranix).

Inoltre un altro vantaggio di questi prodotti è che il pidocchio non può sviluppare resistenza a queste sostanze, le quali lo ripeto non sono pesticidi, e quindi non sono tossiche per i bambini.

Come si applicano i prodotti ad azione fisica?

Essi si applicano sui capelli asciutti, come se si trattasse di una tintura per capelli: essi si mettono sul cuoio capelluto alla radice del capello e si estendono fino alle punte dei capelli con un **pettine a denti stretti**, che alcune volte è contenuto nella confezione del prodotto), in modo da ricoprire tutti i capelli.

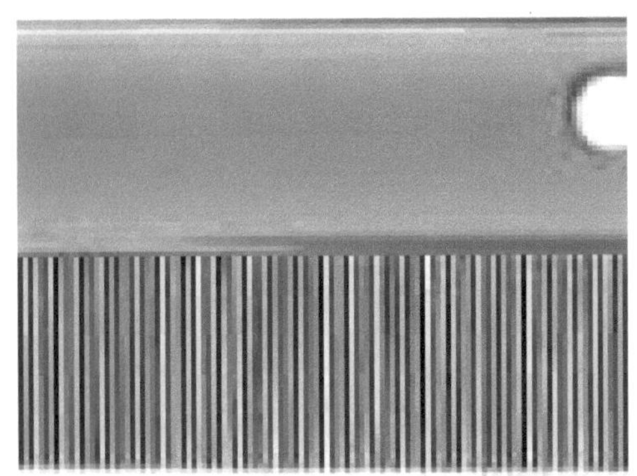

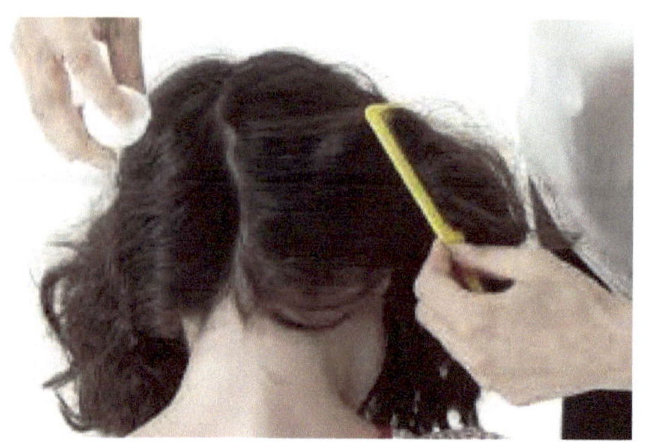

In genere **si lasciano agire per 10 - 15 minuti**, a seconda del prodotto, e poi si lava la testa.

È sufficiente applicarli solo una volta per uccidere tutti i pidocchi. Però alcune volte non uccidono tutte le uova (lendini), Per cui si deve fare **una seconda applicazione dopo 10 giorni,** in modo che così si uccidono i nuovi pidocchi nati dalle uova, i quali però sono giovani e non hanno ancora l'età per deporre le loro nuove uova. Con questa seconda applicazione si ottiene l'eradicazione dei pidocchi.

Trattamento collettivo dei pidocchi a scuola:

Bisogna puntualizzare che si dovrebbero **trattare contemporaneamente** tutti i membri della famiglia e tutti i componenti della stessa classe scolastica.

Infatti, siccome l'anno scolastico dura a lungo, se si tratta un bambino alla volta, allora i bambini si infetteranno uno alla volta e i prodotti circoleranno nella classe perché ci sarà sempre uno che li ha e li trasmette a un altro, che magari e già stato trattato e era guarito, ma che perciò si possono riprendere, in questo modo il problema non si risolverà mai.

Il mio consiglio è che quando trovate i pidocchi nella testa del vostro bambino, dovete comunicarlo all'insegnante, in modo che vengano avvertiti tutti i genitori e che si possa fare **un trattamento coordinato a tutti bambini della classe**. Cioè tutti genitori dei bambini che stanno nella classe devono eseguire il trattamento nella stessa settimana o meglio nello stesso giorno.

Gli insegnanti dovrebbero coordinare il trattamento collettivo di tutta la classe.

Un modo molto efficace per fare questo è quello di *chiedere, durante la settimana di trattamento, che i genitori dei bambini sottoposti al trattamento portino in classe il lembo della scatola del prodotto che hanno applicato al bambino*. In questo modo l'insegnante sarà consapevole dei bambini che sono stati trattati e di quelli che non sono stati trattati, perché, se il problema si ripresenta, si conosce chi è il soggetto che l'ha scatenato un'altra volta.

Prevenzione

L'unico modo efficace di prevenire l'infezione è il trattamento coordinato di tutta la classe e la famiglia del bambino infetto.

Vi sono in commercio spray preventivi non chimici ma ad azione fisica, che fanno parte della stessa linea di prodotti indicati sopra e che possono essere usati ogni giorno in maniera preventiva e sono inodori. **Però se il trattamento coordinato viene eseguito non sono necessari.**

NOTE SULL'AUTORE

Vincenzo Stile, Pediatra, laureato in Medicina e Chirurgia nel 1983 preso la Prima Facoltà di Medicina e Chirurgia dell'Università di Napoli Federico II e Specialista in Pediatria dal 1987, presso questa stessa Università. Ha lavorato presso la Clinica Pediatrica dell'Università di Napoli, e dal 1987 è Pediatra di base dell'ASL Salerno a Nocera Inferiore (SA, Italy).

www.ingramcontent.com/pod-product-compliance
Lightning Source LLC
Chambersburg PA
CBHW041804260726
48664CB00034B/293